PROCÉDÉS ET APPAREILS DE DÉSINFECTION

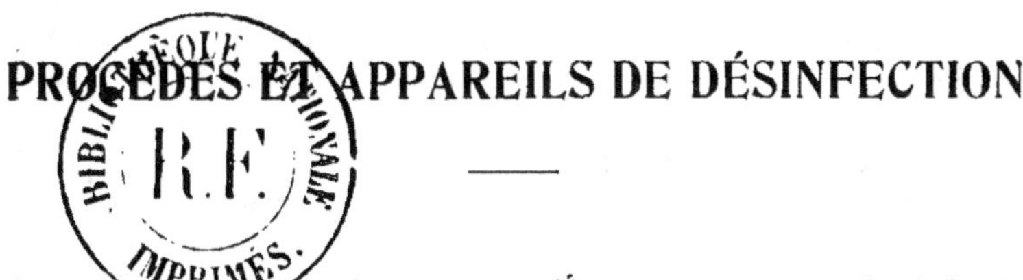

Appareil Lingner — Aldogène — Étuve démontable S. G. P. A.

Dès la promulgation de la loi du 15 février 1902, relative à la santé publique, la Société générale parisienne d'antisepsie, 15, rue d'Argenteuil, à Paris, s'est efforcée d'étudier et de rechercher les appareils les plus simples et surtout les plus pratiques pour faciliter l'application de cette loi. A cet effet, un personnel scientifique et technique susceptible de suivre en toute connaissance de cause les diverses questions intéressant l'hygiène a été adjoint à son laboratoire de Boulogne-sur-Seine. Aussi cette société est-elle susceptible de présenter les applications de toutes les méthodes connues en désinfection :

La *désinfection en surface* est réalisée par :

L'**Appareil Lingner** (fonctionnant soit à l'*intérieur*, soit à l'*extérieur*);
et l'**Aldogène** (procédé sans appareil et sans feu).

La *désinfection en profondeur* par :

L'**Étuve démontable S. G. P. A.** fonctionnant soit au *trioxyméthylène*, soit avec l'*appareil Lingner*.

DÉSINFECTION EN SURFACE

Pour la désinfection en surface, deux méthodes sont généralement employées et marchent de pair, l'une utilisant des solutions de formol plus ou moins complexes, l'autre le trioxyméthylène sous différentes formes.

APPAREIL LINGNER

Cet appareil, connu depuis 1898, vaporise la solution commerciale d'aldéhyde formique par entraînement de vapeur d'eau.

Description et fonctionnement. — L'appareil se compose essentiellement d'un brûleur en forme de rigole circulaire C, conte-

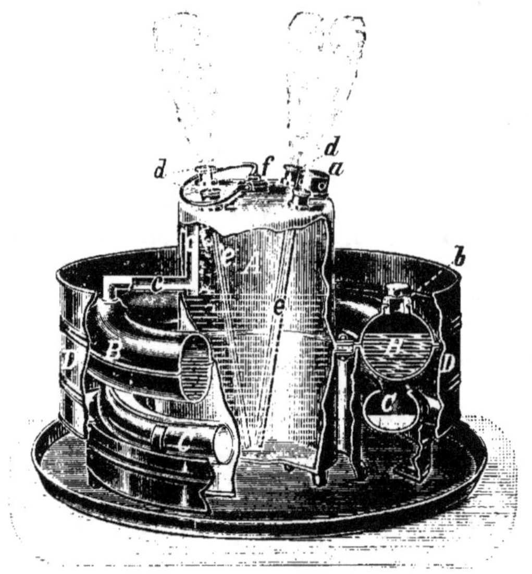

Appareil en marche (coupe).

nant de l'amiante destiné à absorber un demi-litre d'alcool à brûler, quantité suffisante pour vaporiser totalement 2 litres d'eau que l'on verse dans le réservoir annulaire B; ce réservoir annulaire communique par un tuyau de cuivre C avec le réservoir cylindrique central A, destiné à recevoir le formol en quantité correspondante au cubage de la pièce à désinfecter. Les quantités d'alcool et d'eau sont *invariablement constantes*, seule la quantité de formol varie d'après le cubage de la pièce. L'appareil, chargé dans les conditions ci-dessus, repose dans une garniture en tôle D montée ou non sur un trépied; la vapeur d'eau s'échappe par quatre buses de dégagement (*d*) entraînant les vapeurs de formol à l'instar d'un pulvérisateur à vapeur.

L'appareil placé au milieu de la pièce à désinfecter fonctionne
ainsi sans danger d'incendie ou d'explosion, l'appareil possède néan-
moins une soupape de sûreté.

Autorisation officielle. — L'appareil Lingner, employé bien
avant la promulgation de la loi, et qui avait déjà obtenu l'approba-
tion de bon nombre d'hygiénistes, a été soumis à la vérification du
Conseil supérieur d'hygiène de France au mois de mars 1904. Les
expériences ayant donné satisfaction, le certificat nº 43 a été délivré
dans les conditions de fonctionnement ci-après :

1º Emploi de 25 centimètres cubes de solution d'aldéhyde formique
40 °/o par mètre cube de local à désinfecter ;

2º Vaporisation simultanée de la quantité voulue de solution d'aldéhyde
formique qui est proportionnelle à la capacité du local et d'une quantité
constante de 2 litres d'eau ;

3º Laisser les vapeurs antiseptiques agir pendant trois heures et demie ;

4º Ce procédé n'est applicable qu'à la désinfection en surface des locaux.
Paris, le 22 mars 1904.

Le président du conseil,
ministre de l'intérieur et des cultes,

Signé : E. Combes.

Avantages. — L'appareil Lingner, qui a été construit surtout
dans le but de simplifier le service de désinfection dans les villes
et dans les départements, réunit des avantages d'économie considé-
rables.

Grâce à l'emploi de la solution d'aldéhyde formique, d'un prix
inférieur au trioxyméthylène, le service public qui sera appelé à
faire un certain nombre de désinfections dans l'année trouvera l'économie suffisante pour rembourser l'achat des appareils et pour
amortir les budgets suivants par un bénéfice appréciable.

En outre, l'appareil Lingner emploie la solution commerciale
d'aldéhyde formique que l'on trouve partout et « dont il est rela-
tivement facile de déterminer la teneur en aldéhyde formique
alors qu'il est extrêmement difficile au contraire d'évaluer la com-
position et la quantité des éléments utiles dans des solutions plus
ou moins complexes et spécialisées », comme le disait M. Ed. Bonjean (¹).

L'appareil Lingner a, entre autres avantages, celui de fonctionner

---

(¹) Ed. **Bonjean**, *Le Contrôle de la désinfection*. Rapport au Congrès interna-
tional d'hygiène de Berlin. 1907. *Revue d'Hygiène et de Police sanitaire*, sept.-oct.
1907, page 770.

automatiquement, de réunir le *minimum de dépenses* au *minimum de temps de contact* (trois heures et demie); ce dernier point est d'un gros intérêt pour abaisser les frais de déplacement des employés à la désinfection.

De plus, l'appareil est très transportable, il est tout en cuivre, très robuste, très léger : 7 kilos environ, et résiste à des services très chargés, comme en témoignent les nombreux appareils qui fonctionnent dans les hôpitaux de Marseille, depuis près de quatre ans.

Références. — Étonné de la simplicité du fonctionnement de l'appareil Lingner, le Dr Granjux (¹) le signalait ainsi il y a quatre ans :

Nous avons été émerveillé de la simplicité de l'appareil Lingner, de son petit volume, de la sûreté de son fonctionnement, de la facilité de son maniement, du bon marché du prix de revient des opérations. Il nous a semblé que cet appareil répondait à tous les desiderata que doit remplir un appareil à désinfection destiné aux collectivités.

Nous-même, appelé à faire une étude sur la désinfection dans le *Bulletin des Sciences pharmacologiques* en 1905, nous signalions déjà cet appareil.

Ces appréciations étaient fondées, car, depuis quelques années, de nombreux services municipaux ont adopté l'appareil Lingner et témoignent de leur satisfaction puisqu'ils en augmentent le nombre pour satisfaire à leurs services. C'est ce que nous avons constaté à Marseille, Boulogne-sur-Mer, Reims, Nice, Avignon, Bordeaux, Lille, Cherbourg, etc., et dans plusieurs administrations hospitalières ou universitaires. Bon nombre de pharmaciens ont trouvé dans cet appareil un adjuvant très utile pour satisfaire à leur clientèle, en procédant eux-mêmes à la désinfection tout en y retrouvant le bénéfice de cette entreprise.

Plus intéressant est le succès que cet appareil a rencontré dans l'organisation des services départementaux de désinfection. Depuis l'application de la loi de protection de la santé publique, un grand nombre de départements ont en effet adopté l'appareil Lingner, entre autres la Drôme, les Bouches-du-Rhône, le Vaucluse, Hautes-Alpes, Savoie, Jura, Haute-Loire, Charente-Inférieure, Loire-Inférieure, Eure-et-Loir, Haute-Vienne, Cher, etc.

(¹) Dr GRANJUX, *Le Caducée,* 5 décembre 1904.

Appareil Lingner (fonctionnement de l'extérieur). —
L'appareil Lingner, qui avait déjà subi quelques modifications de
détail à son apparition, a depuis quelques années considérablement
été avantagé par l'addition d'un ajutage en cuivre souple.

L'appareil se charge de la même façon qu'il est indiqué ci-dessus ;
mais, après avoir fermé les quatre buses de dégagement à l'aide de
petits couvercles vissés, on adapte au
réservoir central un ajutage en cuivre
souple. L'appareil projette alors les
vapeurs de formol dans le local à
désinfecter par l'ajutage qu'on introduit dans le trou de la serrure. Pour
assurer l'évaporation totale, il est nécessaire de mettre *600 centimètres
cubes d'alcool* dans le brûleur et
d'attendre *trente minutes* pour que
cette évaporation soit totale. De sorte
que, toutes les trente minutes, on peut
renouveler la charge de l'appareil
autant de fois qu'il sera nécessaire,

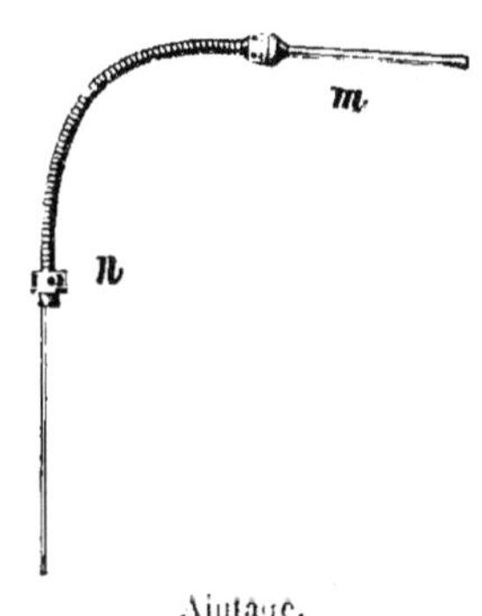

Ajutage.

soit qu'il s'agisse de plusieurs pièces contiguës, soit qu'il s'agisse
d'une pièce d'un cubage plus important ; le temps de contact, trois
heures et demie, est compté à partir de la dernière recharge de
l'appareil.

ALDOGÈNE

L'aldogène est un nouveau procédé de désinfection *sans appareil*,
ne nécessitant aucune source de chaleur. Il a pour principe une
réaction chimique très simple et très intéressante permettant de dé-
composer le trioxyméthylène tout en lui faisant rendre le plus pos-
sible de son aldéhyde formique et sans cependant employer de foyer
de combustion.

Description. — L'aldogène se compose d'une boîte en fer-blanc
contenant deux sacs : l'un renferme de la paraformaldéhyde, l'autre
de l'hypochlorite de calcium. Au moment du besoin, on calcule le
nombre de boîtes nécessaire correspondant au cubage de la pièce à
désinfecter. On renverse les deux paquets dans la boîte en fer-blanc,
on mélange les poudres avec une baguette de bois quelconque, puis
on remplit la boîte presque totalement avec de l'eau. Une légère
agitation pour mélanger le tout provoque presque instantanément

une réaction très vive et très régulière produisant des vapeurs d'aldéhyde formique accompagnées de vapeur d'eau.

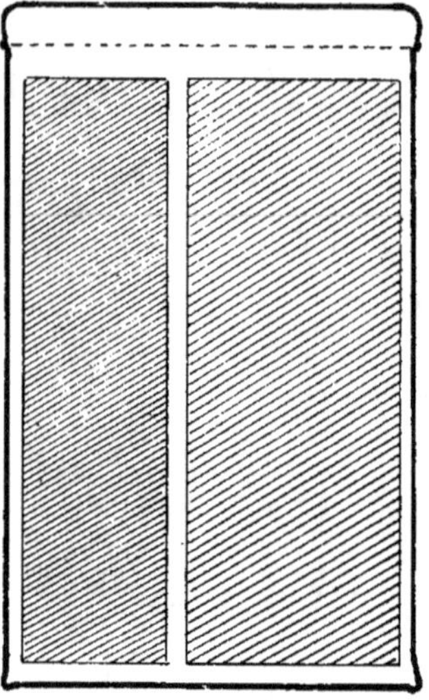

Coupe.

Ces boîtes sont posées sur des assiettes ou des terrines. Le temps de contact demandé par ce procédé est de *sept heures*. Les boîtes sont faites soit pour *15 mètres cubes*, soit pour *20 mètres cubes*, ce qui permet de pourvoir à la désinfection de presque tous les locaux.

Références. — Une note présentée à l'Académie des sciences le 13 avril 1908 [1] par le Pr Ditte, de la Sorbonne, relate toutes les explications scientifiques de cette réaction, qui certainement par sa simplicité est appelée à rendre de grands services dans la désinfection particulière en raison de sa discrétion et dans la désinfection publique, notamment pour les pays lointains ou montagneux où il est difficile d'accéder avec des appareils plus encombrants. La sécurité est absolue, il n'y a pas de feu, par conséquent pas de danger d'incendie.

DÉSINFECTION EN PROFONDEUR

ÉTUVE DÉMONTABLE S. G. P. A.

Dans une communication faite au Congrès d'hygiène urbaine de Biarritz au mois d'avril dernier, M. Carteret relate comment il a été appelé à étudier une étuve à formol pratique, et donne une étude très intéressante de la marche de la température dans l'intérieur du matelas soumis à cette étuve.

---

(1) G. CARTERET, « Sur une réaction simple productrice de gaz désinfectant » (*Comptes rendus Académie des sciences*, 13 avril 1908).

Description. — Cette étuve, composée de six panneaux de toile enchâssée dans des cadres de bois, est pliable et démontable, très légère, par conséquent facilement transportable et par suite très pratique. L'étuve reposant sur deux tréteaux en fer pliables, deux trous pratiqués dans le panneau inférieur permettent de la chauffer à l'aide de deux lampes à alcool gazéifié ; l'étuve montée et chargée de matelas est chauffée jusqu'à ce que le thermomètre extérieur marque 75°, ce qui est obtenu au bout de trente ou quarante minutes. A ce moment, par un déclic très simple, on ferme l'arrivée des gaz chauds et on introduit le formol par l'une ou l'autre des méthodes ci-dessous indiquées. Ce système de fermeture, tout en donnant une étanchéité absolue aux gaz, permet d'avoir dans l'étuve un saturateur d'eau.

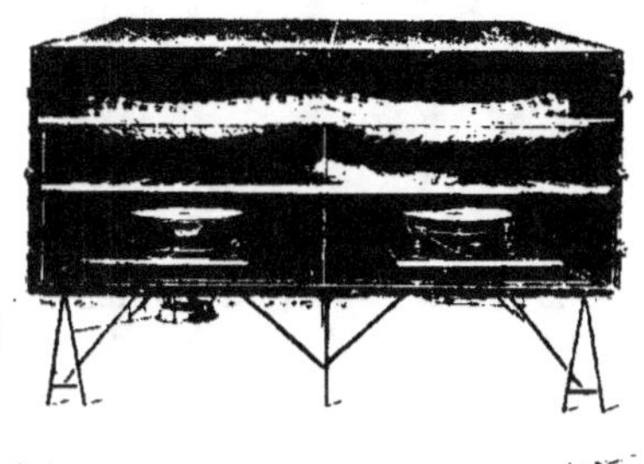

Étuve démontable S. G. P. A.

Les lampes continuant à chauffer sous le plateau de tôle, on maintient ainsi la température entre 60° et 70° pendant une heure. Au bout de ce temps, on éteint les lampes et on abandonne l'étuve à elle-même encore une demi-heure avant de l'ouvrir, soit donc deux heures à deux heures et demie pour une opération.

Production d'aldéhyde formique. — Au moment où on a supprimé l'arrivée des gaz chauds, on provoque le dégagement d'aldéhyde formique par l'une ou l'autre des méthodes suivantes :

1° *Par l'appareil Lingner.* On a préparé un appareil Lingner contenant *300 centimètres cubes de formol;* au moment où on ferme l'étuve, on y introduit par côté l'ajutage de l'appareil Lingner en marche, la vapeur d'eau en excès ainsi lancée dans l'étuve devient conductrice de la chaleur et permet d'obtenir dans l'intérieur du matelas pendant un temps assez long une température égale à la température maxima de l'étuve.

2° *Par le trioxyméthylène.* Au-dessus des lampes à alcool existe un plateau de tôle surmonté d'un pare-chaleur fixe et possédant en son milieu un clapet en forme de cercle, s'ouvrant de bas en haut par son propre poids. Sur ce clapet, on met du *trioxyméthylène* (50 grammes sur chacun des deux clapets). L'étuve étant dans sa position première, au moment où on ferme l'arrivée des gaz chauds, le plateau de tôle qui, par une disposition spéciale, maintenait le clapet horizontal, tombe par le déclic de fermeture et oblige le clapet à s'abaisser, répandant ainsi le trioxyméthylène sur le plateau de tôle sous lequel la lampe continue à chauffer ; le trioxyméthylène est ainsi décomposé, répandant dans l'étuve l'aldéhyde formique en quantité suffisante.

Cette étuve, excessivement légère, très maniable, pliable, est facile à emballer et par suite à transporter. Le prix de l'appareil est modéré et chaque étuvage ne revient pas à plus de 1^{f}5o.

*
* *

Les certificats officiels délivrés conformément à l'article 7 de la loi du 15 février 1902 et au décret du 7 mars 1903 relateront les conditions précises de fonctionnement de chacun de ces procédés.

La Société générale parisienne d'antisepsie croit avoir simplifié la besogne des hygiénistes en leur soumettant des applications pratiques de toutes les méthodes de désinfection basées sur des données scientifiques.

Dr A. LOIR.

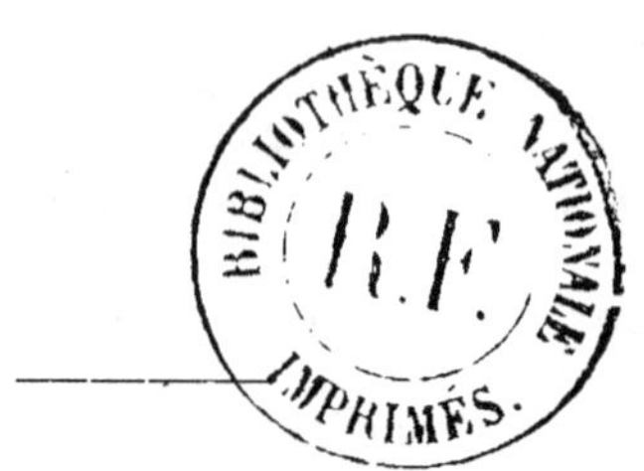

Nancy, imprimerie Berger-Levrault et Cie